Ithar Beshtawi

O Efeito das Lentes de Contacto Multifocais no Erro Refrativo Periférico

Ithar Beshtawi

O Efeito das Lentes de Contacto Multifocais no Erro Refrativo Periférico

ScienciaScripts

Imprint

Cover image: www.ingimage.com

This book is a translation from the original published under ISBN 978-3-330-65282-8.

Publisher:
Sciencia Scripts
is a trademark of
Dodo Books Indian Ocean Ltd. and OmniScriptum S.R.L publishing group

120 High Road, East Finchley, London, N2 9ED, United Kingdom
Str. Armeneasca 28/1, office 1, Chisinau MD-2012, Republic of Moldova, Europe
Managing Directors: Ieva Konstantinova, Victoria Ursu
info@omniscriptum.com

Printed at: see last page
ISBN: 978-620-8-39549-0

Lista de conteúdos

Resumo

Introdução:

A miopia tem uma elevada prevalência em todo o mundo. Foi sugerido que a desfocagem periférica é um dos principais factores no desenvolvimento da refração central nos olhos humanos. As formas comuns de corrigir a miopia central não corrigem a refração periférica hiperópica relativa e até a pioram. Assim, o **objetivo** deste estudo é examinar se as lentes de contacto progressivas multifocais e bifocais corrigem a refração periférica nos míopes.

Métodos.

Participaram no estudo 10 adultos míopes, cuja idade se situava entre os 22 e os 29 anos (média: 26,5 ± 2,4 anos) e cuja refração variava entre -1,08 D e -6,35 D (média: -3,72 ± 2,00 D) equivalente esférico. A refração periférica apenas do olho direito foi medida utilizando o autorefrator Shin-Nippon. As medições foram efectuadas em intervalos de 10° até ±30° no meridiano horizontal, primeiro sem qualquer lente e depois com quatro lentes de contacto progressivas numa ordem aleatória.

Resultados.

As lentes não apresentaram efeito significativo na alteração do equivalente esférico da refração central (P=0,57), mas algumas delas alteraram significativamente os componentes astigmáticos (J_{180} e J_{45}; P<0,05). Apenas uma das lentes de contacto, os bifocais Acuvue, mostrou um impacto significativo na alteração de todos os componentes refractivos na periferia relativamente à refração central (P<0,05).

Conclusão.

As lentes de contacto progressivas não mostraram qualquer impacto significativo na alteração da refração central míope, mas tiveram algum efeito nos componentes astigmáticos (J_{180} e J_{45}). Apenas as lentes de contacto bifocais Acuvue afectaram todos os componentes refractivos (M, J_{180} e J_{45}) na periferia. Ainda são necessários mais trabalhos para estudar o efeito das lentes de contacto progressivas personalizadas.

Introdução

A miopia ou miopia tem uma elevada prevalência em todo o mundo. Por exemplo, 25% da população caucasiana com idades compreendidas entre os 12 e os 54 anos sofrem de miopia (Sperduto et al., 1983), 8,9% dos recrutas suecos de vinte anos têm mais de um quarto de dioptria de miopia (Fledelius, 1988) e 17% da população de Victoria, na Austrália, sofrem de miopia (Wensor et al., 1999). Além disso, em alguns estudos efectuados na Ásia, que apresenta uma taxa mais elevada de miopia, verificou-se que mais de 80% dos adolescentes taiwaneses (Lin et al., 1999), mais de 80% da população adulta de Singapura (Saw, 2003) e quase 70% das crianças de 15 anos são míopes nas áreas urbanas chinesas e uma percentagem mais baixa nas áreas rurais (He et al., 2004; He et al.,2009). No entanto, cada estudo tem os seus próprios critérios de definição e medição da miopia, mas, em geral, todos os estudos concordam que a miopia ocorre muito amplamente, para além do facto de progredir. Um exemplo de uma taxa de progressão média anual da miopia foi registado por (Fan et al., 2004a) como sendo de cerca de -0,40 dioptrias em crianças chinesas do ensino primário em Hong Kong.

Devido às elevadas taxas de prevalência da miopia e à sua taxa de progressão, tem-se procurado descobrir e analisar as suas causas. A miopia pode ser causada por etiologias multifactoriais, mas geralmente os factores genéticos e ambientais são as principais causas, uma vez que contribuem para o processo de emmetropização e para o desenvolvimento da refração. Foi demonstrado em estudos com animais que, se uma lente negativa ou côncava for colocada à frente de um olho, fará com que a imagem seja recolhida atrás da retina e, por isso, o olho alongar-se-á para manter a imagem nítida na retina, produzindo miopia axial. Por outro lado, se for colocada uma lente mais ou menos convexa à frente do olho, acontece o contrário e termina-se com um desenvolvimento hipermétrope central (Smith, 1998), figura 1. Para além disso, o trabalho ao perto também tem sido associado ao aumento da taxa de miopia (Weymouth e Hirsch, 1991; Mutti et al., 2002). Por último, foi demonstrado que a retina periférica e a experiência visual contribuem

no desenvolvimento da miopia em casos de miopia de início precoce e tardio (Hoogerheide et al., 1971;
Mutti et al., 2007).

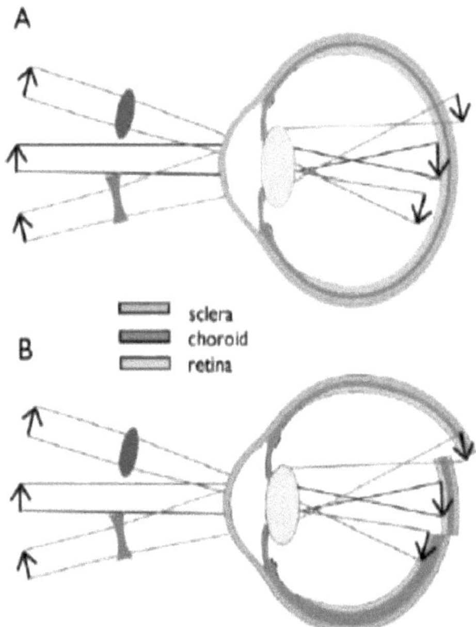

Figura 1: Alteração do crescimento ocular devido à presença de lentes convexas e côncavas à frente do olho (A). A lente côncava laranja faz com que os raios sejam recolhidos atrás da retina, enquanto a lente convexa azul faz com que os raios se acumulem num ponto à frente da retina (B). Mecanismos de compensação do olho da desfocagem induzida; para a lente convexa, o olho alonga-se mais, resultando num maior comprimento axial e num afinamento da coroideia, e para a lente côncava, o olho apresenta uma menor taxa de alongamento e espessamento da coroideia. *Adaptado de Wallman e Winawer. (2004)*

Recentemente, muitos investigadores têm estudado a provável relação entre a refração periférica e a miopia nos seres humanos, uma vez que esta pode contribuir para o desenvolvimento da refração central e para o crescimento do olho. Esta ideia tem sido proposta desde o início dos anos setenta (Hoogerheide et al., 1971) e foi o primeiro estudo longitudinal a revelar o facto de os erros refractivos periféricos hipermétropes poderem conduzir à miopia central nos seres humanos, mas Hoogerheide et al. (1971) apenas estudaram esta ideia em adultos com miopia de início tardio.

O estudo foi realizado com 80 participantes emmetropicos e 295 hipermétropes com idades compreendidas entre os 18 e os 20 anos, que estavam a ser treinados para serem pilotos (Hoogerheide et al., 1971). Depois de seguirem os sujeitos durante alguns anos, os cientistas descobriram que alguns dos hipermétropes e emétropes desenvolveram miopia central e, fazendo retinoscopia periférica em diferentes graus até 60 graus em ambos os lados do campo visual horizontal e classificando os resultados em cinco skiagramas que foram desenhados por Rempt et al. (1971), cada um com um padrão específico de erros refractivos que se alteram ao longo do campo visual, descobriram que os indivíduos que desenvolveram miopia também têm um erro refrativo periférico hipermétrope relativo nos meridianos tangencial e sagital, o que leva a uma miopia mais central do que aqueles que exibem miopia relativa na área periférica da retina em pelo menos um meridiano (Hoogerheide et al, 1971), Figura 2. No entanto, não foi especificada a duração do tempo em que o erro refrativo se alterou, mas poderá ter sido numa base anual durante todo o estudo (Charman et al., 2009).

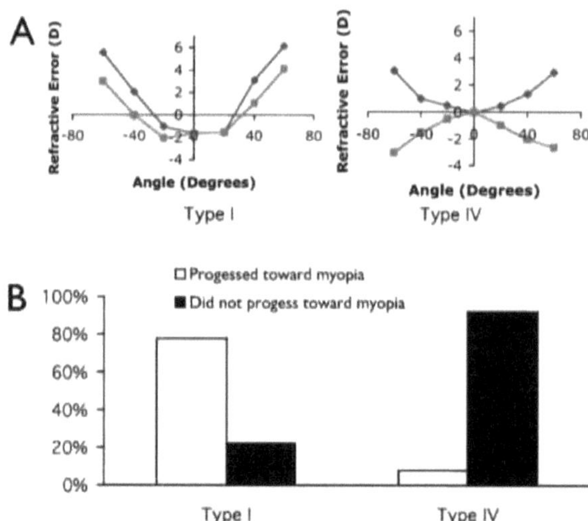

Figura 2: Caraterísticas do tipo I e do tipo IV no estudo de Hoogerheide et al. (1971) (A). O erro refrativo versus excentricidade está representado para o tipo 1 e para o tipo IV, de acordo com a classificação de Rempt et al., 1971; o tipo 1 apresenta uma refração míope no centro e uma refração hiperópica relativa na periferia, enquanto o tipo 2 apresenta caraterísticas hiperópicas (vermelho para as medições horizontais e azul para as medições verticais) (B). A maioria dos indivíduos do tipo 1 evoluiu para miopia. No entanto, a maioria dos indivíduos do tipo 2 não o fez. *Adaptado de Wallman e Winawer. (2004)*

O desenvolvimento da miopia de início precoce foi estudado recentemente por (Mutti et al., 2007), que pode ter um padrão diferente de alterações refractivas periféricas em comparação com a miopia de início tardio (Charman et al., 2009). Isto deve-se ao facto de os míopes de início tardio parecerem exibir um padrão diferente de alterações estruturais oculares em comparação com os emétropes (Jones et al., 2005). No entanto, os seus resultados quase concordaram com os de Hoogerheide et al. (1971). Novecentas e setenta e nove crianças com idades compreendidas entre os 6 e os 14 anos foram seguidas para avaliar o erro refrativo central, o erro refrativo periférico relativo, que foi definido como a diferença entre a refração central e a refração periférica a 30 graus no campo visual nasal, utilizando a autorefracção cicloplégica e o comprimento axial, num estudo longitudinal realizado por Mutti et al. (2007). O grupo de crianças que se tornaram míopes, as crianças que se tornaram míopes com mais de três quartos de dioptrias de miopia em todos os meridianos principais (605 crianças), apresentou três resultados em comparação com as crianças emétropes, as crianças que tinham uma refração entre -0,25 e +1,00 (374 crianças). Em primeiro lugar, o grupo que se tornou míope tinha originalmente um erro de refração miópico central maior ou uma refração menos hiperópica, além de mostrar uma maior taxa de progressão miópica ao longo do período de estudo ($P < 0,0001$) (Mutti et al., 2007). Em segundo lugar, mostraram uma maior quantidade de hipermetropia periférica relativa desde o início e depois a diferença começou a aumentar maciçamente a partir de dois anos antes do início da miopia até ao final do estudo ($P < 0,002$) (Mutti et al., 2007). Finalmente, o comprimento axial começou a ser mais longo a partir do terceiro ano antes do início da miopia e permaneceu alongado até ao último ano do estudo ($P<0,0001$) com uma ligeira alteração nos olhos emetrópicos (Mutti et al., 2007), figura 3.

Além disso, (Smith et al., 2005) descobriram que a refração periférica influencia a retina central no processo de emmetropização, uma vez que este processo teve lugar em fóveas ablacionadas mas com a periferia retiniana adequada num olho de sete macacos bebés. Além disso, na mesma experiência, a privação periférica da retina levou ao desenvolvimento de miopia central nos olhos dos macacos privados de visão periférica ($P = 0,0006$) e levou a um maior comprimento axial no final do estudo. As medições foram efectuadas utilizando a retinoscopia e a biometria A-scan.

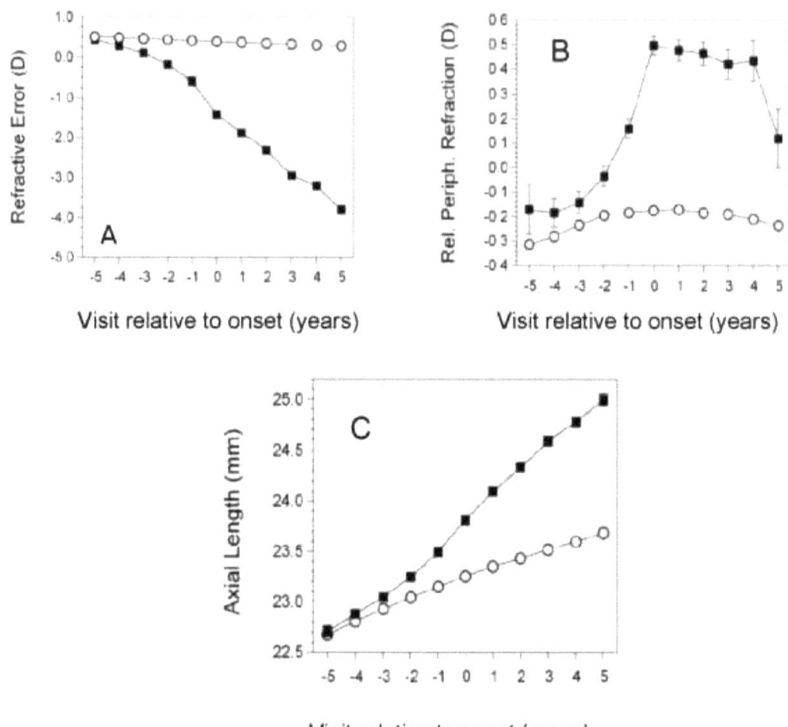

Figura 3: Comparação das alterações (a) do erro refrativo central (b) do erro refrativo periférico relativo (c) do comprimento axial entre os tornados míopes (   ) e os emmetropes (°) em cinco anos antes do início da miopia (-5) e após cinco anos do início da miopia (5). *Adaptado de Mutti et al. (2007)*

Vários estudos também mostraram que os míopes têm uma hipermetropia periférica relativa quando corrigidos centralmente (Hoogerheide et al., 1971; Mutti et al., 2000; Seidemann et al., 2002; Schmid, 2003), um comprimento axial mais longo (Mutti et al., 2007) e principalmente uma forma de retina prolata (Mutti et al., 2000; Schmid, 2003; Logan et al., 2004; Atchison et al., 2005). No entanto, outros estudos mostraram que os hipermétropes e os emétropes têm uma refração miópica periférica relativa, mas com um maior número de hipermétropes (Millodot, 1981;

Seidemann et al., 2002) têm um comprimento axial mais curto (Mutti et al., 2007) e uma forma retiniana oblata (Dunne et al., 1987; Schmid, 2003), figura 4. Coletivamente, todos os estudos obtiveram quase os mesmos resultados, mas podem ocorrer algumas variações devido à utilização de diferentes métodos de refração e a diferentes excentricidades, que diferem de um estudo para outro.

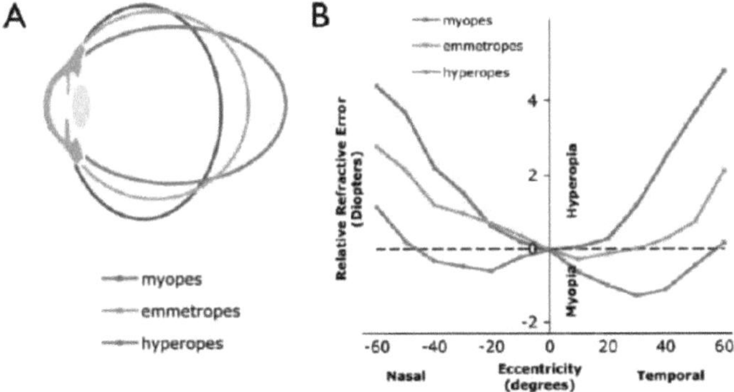

Figura 4: (A) A forma posterior da retina para míopes (forma prolata), emétropes e hipermétropes (forma oblata). (B) Os míopes têm uma refração periférica hiperópica, enquanto os hiperópios têm uma refração miópica relativa. *Adaptado de Wallman e Winawer. (2004)*

Evidências diretas que apoiam a ideia de que a capacidade do erro refrativo periférico desempenha um papel na regulação da refração axial, na emmetropização e no crescimento do olho vieram de estudos em animais, como os que foram feitos em pintos (Wallman et al., 1987) e em macacos (Smith et al., 2005).

Anteriormente, a maioria da investigação sobre o desenvolvimento refrativo humano concentrava-se no elemento foveal, ignorando o efeito da refração periférica neste processo (Stone e Flitcroft, 2004). Para além dos estudos anteriormente mencionados que apoiam o impacto da periferia da retina na emmortopização e no crescimento ocular (Wallman et al., 1987;

Diether e Schaeffel, 1997) esclareceram nos seus estudos com pintos que a privação de parte da retina (nasal ou temporal) afectava a visão central e resultava em miopia por privação de forma apenas na parte privada, figura 5. Assim, conclui-se que o crescimento do olho é regulado por todas as partes da retina. Além disso, Bitzar e Schaeffel (2002) referiram que a privação periférica e a desfocalização influenciaram os níveis de alguns factores transcricionais na retina das galinhas e, consequentemente, o seu crescimento ocular foi afetado.

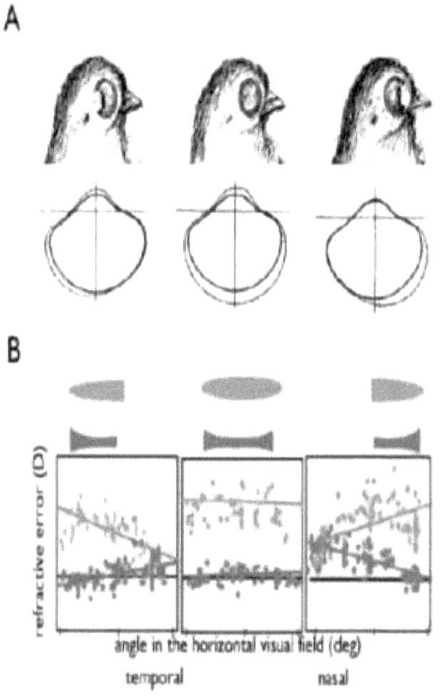

Figura 5: Alterações oculares do pintainho devido a privação parcial. (A) Apenas as partes privadas do olho (retina temporal à esquerda, todo o olho no meio e a retina nasal à direita) apresentaram um alongamento do comprimento axial. (B) Se uma parte do olho foi desfocada por uma lente côncava ou convexa (temporalmente à esquerda, todo o olho no meio e a retina nasal à direita), apenas a parte privada apresenta uma compensação refractiva. *Adaptado de Wallman e Winawer. (2004)*

Outros estudos em macacos provaram que a refração periférica pode interferir com o processo de emmetropização (Smith et al., 2005), afetar o crescimento ocular e causar miopia central (Smith et al., 2005; Hung et al., 2008; Huang et al., 2009). Por outro lado, Schippert e Schaeffel (2006) não mostraram qualquer relação entre a desfocalização da retina periférica e a falha no processo de emetropização na sua experiência com pintos, quando os pintos foram criados com lentes de abertura central. A diferença nos resultados poderia ser causada pelo uso de espécies animais diferentes. No entanto, Kiely et al. (1987) salientaram o facto de os macacos e os seres humanos partilharem quase as mesmas etapas na emmetropização, para além do facto de os primatas em geral apresentarem uma degradação da resolução visual muito mais rápida com a excentricidade do que as aves (Charman & Radhakrishnan, 2010), o que pode dever-se aos diferentes mecanismos utilizados na desfocalização periférica e na privação de formas (Smith et al, 2009) e, portanto, os estudos mencionados anteriormente e outros mostraram uma relação entre a refração periférica e o desenvolvimento ocular, além de apoiar a sugestão de que existe a possibilidade de que o erro refrativo hipermétrope relativo interfira com outros factores ao afetar a emmetropização ocular e o comprimento axial em míopes e, assim, resultando no desenvolvimento e progressão míope. Esta ideia foi comprovada em animais, mas ainda é uma sugestão para os olhos humanos (Charman & Radhakrishnan, 2010).

Foram efectuados muitos estudos para encontrar uma solução adequada que pudesse controlar a progressão da miopia. Assim, uma vez que os óculos convencionais de menos induzem mais hipermetropia periférica relativa e, por conseguinte, conduzem a uma maior progressão da miopia nos míopes que usam os óculos em comparação com os míopes que não os usam (Tabernero et al., 2009), a atenção foi dirigida para as lentes de contacto e para o seu efeito no abrandamento da taxa de progressão da miopia.

Desde o início dos anos setenta, começaram a ser feitas tentativas para descobrir a influência do uso de lentes de contacto gelatinosas na progressão da miopia e revelaram o facto de que o uso de lentes de contacto gelatinosas pode aumentar a quantidade de miopia (Harris et al., 1975; Barnett e Rengstorff, 1977; Rengstorff e Nilsson, 1985; Perrigin et al,

1990; McGlone e Farkas, 1991) ou pode não ter qualquer impacto no estado do erro refrativo, nem aumentando nem diminuindo, no caso das lentes de hidrogel de alta permeabilidade ao oxigénio (Dumbleton et al., 1999), mas nenhum deles referiu que as lentes de contacto gelatinosas podem produzir uma mudança na direção oposta, ou seja, abrandar a progressão míope.

Por outro lado, não há diferença significativa entre usar óculos corretivos ou lentes de contacto moles na progressão da miopia em adultos, figura 6 (Horner et al., 1999) e em crianças (Andreo, 1990).

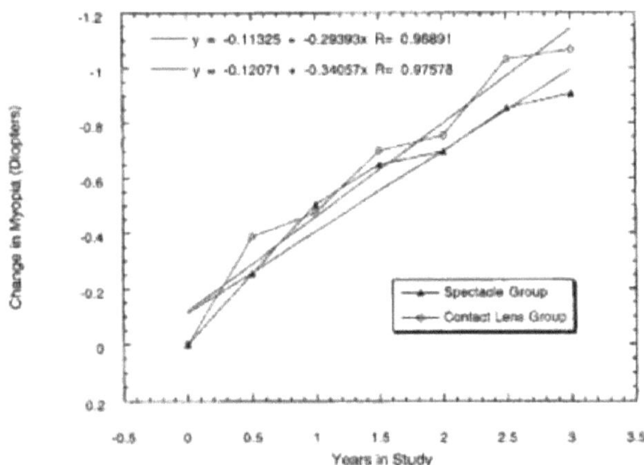

Figura 6: A inclinação da progressão média da miopia no grupo dos óculos e no grupo das lentes de contacto gelatinosas não apresentou diferenças significativas. *Adaptado de Horner et al. (1999)*

No entanto, outros estudos realizados em adultos referem uma diferença significativa entre utilizadores de óculos e utilizadores de lentes de contacto, com uma taxa de progressão mais elevada no caso dos utilizadores de lentes de contacto (Nizam et al., 1992; Nizam et al., 1996).

No que diz respeito às lentes de contacto rígidas, verificou-se que têm a capacidade de atrasar a progressão da miopia através do achatamento da córnea (Kelly et al., 1975; Grosvenor et al., 1989; Khoo et al., 1999), e houve uma diferença significativa entre a utilização de óculos e de lentes de contacto rígidas (Stone, 1976; Khoo et al., 1999). Estes estudos sugerem que existem outros factores que afectam a progressão da miopia para além do achatamento da curvatura da córnea, mas não examinaram qualquer outro possível mecanismo contributivo (Walline et al., 2001), como o erro refrativo periférico.

Uma vez que as formas tradicionais de corrigir a miopia apenas têm a refração foveal que não é adequada para a refração periférica e, portanto, não a corrigem e não param a progressão míope, os cientistas começaram a estudar a forma como as lentes de adição progressiva influenciam a progressão míope, e verificou-se que têm um impacto ligeiro, mas estatisticamente significativo, na diminuição da taxa de progressão míope em crianças com miopia de início precoce quando se aplica uma refração cicloplégica (Fulk et al, 2000; Gwiazda et al., 2000) e uma refração não-cicloplégica (Leung e Brown, 1999). Além disso, verificou-se que o aumento do comprimento axial ao longo do tempo era menor nos olhos das crianças que utilizavam lentes de adição progressivas do que nos olhos do outro grupo que utilizavam lentes monofocais (Gwiazda et al., 2000).

A modificação da refração periférica pode controlar a progressão da miopia. Uma forma de modificar o erro refrativo periférico pode ser a utilização de lentes de contacto adequadamente concebidas. As lentes de contacto de adição progressiva, como as lentes de contacto bifocais e multifocais, que têm zonas de refração diferentes para objectos ao perto, intermédios e ao longe, mostraram a capacidade de retardar a progressão da miopia, tal como mencionado anteriormente.

Neste projeto, será examinado o erro refrativo periférico num grupo de jovens adultos míopes com lentes de contacto multifocais e bifocais de desenho centro perto e centro longe. O principal objetivo será avaliar se estas lentes de contacto de adição progressiva podem corrigir os erros refractivos periféricos hipermétropes em pessoas míopes e se certos tipos de lentes têm maior probabilidade de os corrigir em comparação com outros desenhos de lentes. Assim, se este estudo-piloto provar este conceito, abrirá o campo para estudar o efeito das lentes de contacto multifocais na progressão da miopia de forma mais ampla e durante um período mais longo, ao mesmo tempo que se preocupa com a refração periférica.

Métodos:

- O estudo foi realizado numa amostra de dez míopes que são utilizadores actuais de lentes de contacto. O tamanho da amostra foi calculado para ser semelhante a um estudo anterior de Miranda et al., (2010) onde foram estudadas as diferenças na refração periférica entre míopes e emétropes. Um tamanho de amostra de 10 dá um poder estatístico de mais de 85% com base neste estudo anterior.
- Os participantes eram todos estudantes da Universidade de Manchester, com idades compreendidas entre os 22 e os 29 anos (média: 26,5 ± 2,4 anos). O seu equivalente esférico central variava entre - 1,08 D e - 6,35 D (média -3,73 ± 2,00 D) com acuidade visual melhor corrigida de 6/6 ou melhor. Os pormenores dos indivíduos estão resumidos na tabela 1 (A). Todas as medições foram efectuadas pelo estudante de mestrado supervisionado pelo orientador. O estudo teve lugar no edifício Moffat, Sackville Street. Foi obtida a aprovação ética do Comité de Ética da Investigação em Seres Humanos da Universidade de Manchester (ver apêndice 1 e 2 para a ficha de informação do doente e o formulário de consentimento, respetivamente). Os formulários de consentimento assinados foram recolhidos dos sujeitos depois de lhes ter sido fornecida uma folha de informação escrita e uma explicação verbal sobre o procedimento e as possíveis consequências e efeitos secundários.
- Os indivíduos foram excluídos do estudo se tivessem uma adaptação prévia mal sucedida de lentes de contacto, história de qualquer patologia ocular, cirurgia ocular ou história de patching e/ou ambliopia ou se fossem mulheres grávidas, tabela 1 (B).

Tabela 1:

Detalhes do sujeito (A) e critérios de inclusão (B).

A		Idade	Idade de início da miopia	Média Sph. Eq.
Objeto.	**M/F**			
AT	F	29	22	-1.53667
MC	F	26	5	-6.35167
Ch.L	F	24	11	-5.33
SR	M	22	16	-1.18333
NT	F	25	15	-3.87333
AM	F	28	12	-6.37333
IM	F	25	15	-3.41333
AE	M	30	10	-3.37
MA	F	26	14	-4.76833
HS	F	27	18	-1.08167
Média.		26.5		-3.72817

B Critérios de inclusão	
Idade	18-35
Miopia	≥ -1.00 D
Astigmatismo	≤ -1.00 D
Melhor acuidade visual	6/6 ou melhor
Lentes de contacto	Utilizadores actuais de C.L ou experiência anterior bem sucedida.
Critérios de exclusão	
Saúde ocular	Doenças oculares, ambliopia
Gravidez	Mulheres grávidas

- Inicialmente, foram feitas algumas perguntas aos participantes para obter algumas informações sobre o início da miopia.
- A refração subjectiva do participante foi registada e foi feita uma medição da acuidade visual utilizando uma tabela de Snellen padrão para examinar a forma como os doentes conseguem ver com os seus próprios óculos ou lentes de contacto e, assim, garantir que os sujeitos atingem a melhor visão (6/6) com a sua própria prescrição. Todos os dados recolhidos são documentados no registo individual dos sujeitos.
- A refração subjectiva foi realizada após a verificação inicial da acuidade visual, utilizando as técnicas da melhor esfera e do cilindro cruzado, seguida da equalização utilizando a tabela vermelho/verde e, em seguida, foi realizada uma verificação final da acuidade visual utilizando a tabela de Snellen.
- Em seguida, os doentes foram submetidos a uma avaliação da saúde ocular anterior

utilizando um biomicroscópio de lâmpada de fenda, para se certificarem de que a parte anterior do olho (pálpebras, córnea e conjuntiva) está saudável.

- Cada doente foi equipado com quatro tipos diferentes de lentes de contacto gelatinosas multifocais, numa ordem aleatória, que eram Plano powered para longe e tinham uma adição standard para perto, conforme a norma comercialmente disponível para a lente em questão.
- As lentes de contacto utilizadas foram:
  - Acuvue Bifocals (Johnson e Johnson) - Distância do centro.
  - Magni Vue (David Thomus) - Distância do centro.
  - Pure vision multifical (Bausch e Lomb) - Centro Próximo.
  - Acuvue Oasys for Presbyopia (Johnson and Johnson) - Centro próximo.
- Sem quaisquer lentes de contacto e após a colocação de cada lente de contacto, os indivíduos foram submetidos a medições de refração periférica até 30° em passos de 10° de cada lado no meridiano horizontal, utilizando o refrator automático Shin-Nippon SRW-500 (Ajinomoto Trading Inc., Tóquio, Japão), que tem uma visão de campo aberto para olhar através dele e foi colocado a dois metros de distância do alvo central. Estas medições foram efectuadas apenas para o olho direito, enquanto o olho esquerdo estava ocluído nessa altura. Verificou-se que o Sin-Nippon fornece resultados exactos e fiáveis em crianças (Chat e Edwards, 2001) e em adultos (Davies et al., 2003).
- Foi pedido aos sujeitos que olhassem para sete alvos com o mesmo tamanho e forma. Um deles foi colocado no meio, mesmo em frente do auto-refrator Shin-Nippon, para efetuar medições da refração central, e os outros seis foram colocados em ambos os lados horizontais, ou seja, três de cada lado do alvo central, com uma distância de 10 graus entre si.
- Em seguida, foi pedido aos sujeitos que olhassem para cada alvo, rodando o olho sem mover a cabeça. Foram efectuadas três medições por alvo de fixação e a média das três medições foi registada.
- A experiência foi efectuada apenas no olho direito de cada um dos 10 participantes.
- As medidas refractivas esféricas e cilíndricas para os 10 indivíduos foram utilizadas para encontrar M, J180, $_{J45}$ utilizando as fórmulas do vetor de potência (Thibos et al.,

1997), que são

- $M = S + C / 2$;
- $J_{180} = -(C/2)\cos 2\alpha$;
- $J_{45} = -(C/2)\sin 2\alpha$;

Onde M é o equivalente esférico médio, S e C são os erros de refração da esfera e do cilindro, α é o eixo da potência do cilindro e J45 e J180 são as duas potências dos componentes transversais do cilindro de Jackson.

- Alguns dos dados não puderam ser medidos nalguns indivíduos, especialmente a 20 graus na retina nasal. Estes dados foram registados como dados em falta para efeitos de análise estatística.
- As medições da refração periférica foram repetidas para cada uma das quatro lentes de contacto mencionadas anteriormente, numa ordem aleatória.
- Após a remoção da última lente de contacto, a saúde da córnea foi novamente avaliada com um instrumento de lâmpada de fenda, foram tomadas notas e, em seguida, o doente teve alta.

Resultados

Seis dos dez míopes (60%) mostraram uma mudança hiperópica relativa na periferia em comparação com a refração axial central. No entanto, dois indivíduos (20%) apresentaram uma redução míope relativa nas medidas de refração central numa das direcções horizontais e um aumento na outra, (figura 7).

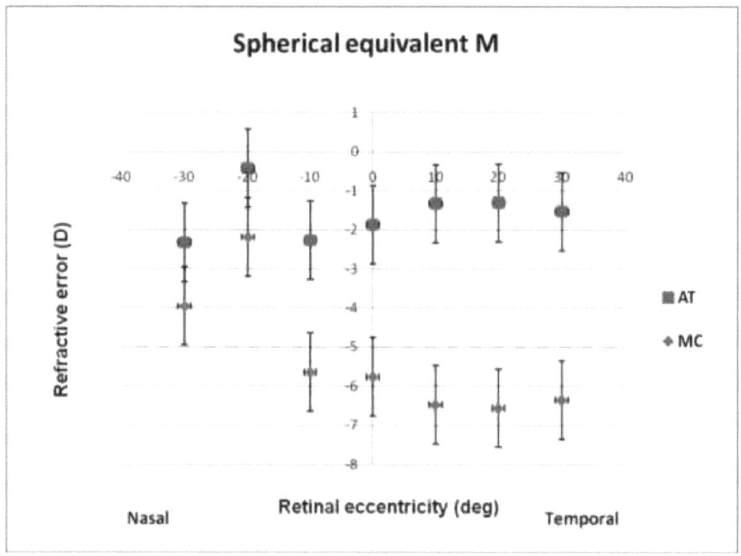

Figura 7: Equivalente esférico das medidas de refração central e periférica para os indivíduos MC e AT. A refração periférica temporal mostrou um erro refrativo hipermétrope relativo para o TA, mas a maioria das medições nasais mostrou um desvio míope, enquanto que para o MC as medições temporais mostraram um desvio míope relativo no erro refrativo, mas um desvio hipermétrope no lado nasal. Cada ponto de dados é a média de 3 medições para cada excentricidade. As linhas verticais correspondem a ± 1 SEM.

Além disso, dois dos indivíduos (20%) apresentavam uma refração periférica relativamente míope em ambas as áreas horizontais (figura 8).

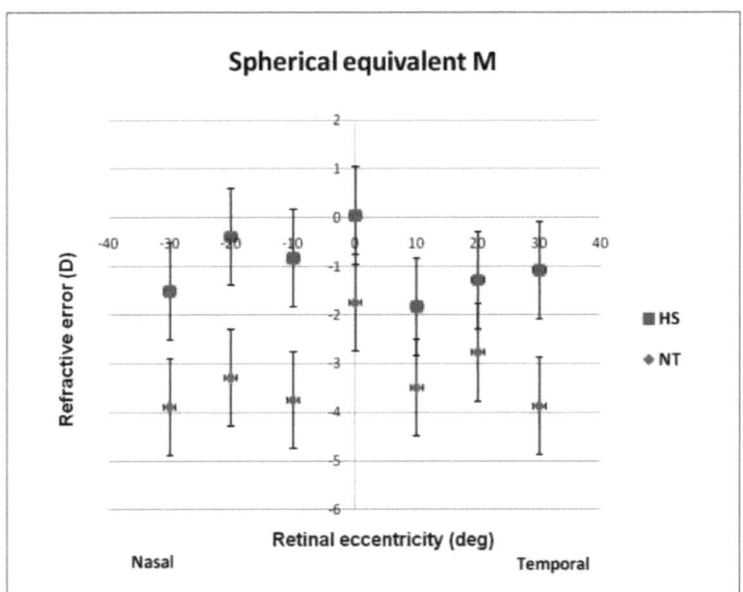

Figura 8: O equivalente esférico da refração central e periférica em indivíduos (NT & HS) que exibiram um desvio míope relativo nos meridianos horizontais. Cada ponto de dados é a média de 3 medidas de refração para cada excentricidade. As linhas verticais são ± 1 SEM.

A maioria dos resultados da amostra (figura 9) está de acordo com outras investigações anteriores sobre seres humanos neste domínio (por exemplo, Hoogerheide et al., 1971; Sideman et al., 2002; Mutti et al., 2007; Charman & Radhakrishnan, 2010).

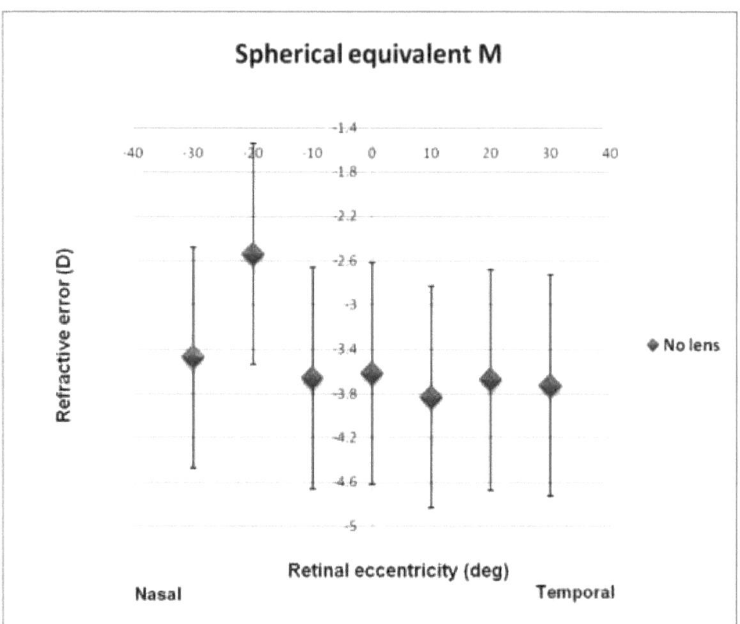

Figura 9: Equivalente esférico da refração central e refração periférica relativa em função de diferentes excentricidades da retina até 30 graus nasais e temporais. Cada ponto de dados é a média das medições de 10 olhos. As linhas verticais representam ± 1 erro padrão médio de 10 olhos em cada excentricidade.

Refração central:

Após a adaptação das quatro lentes de contacto progressivas aos 10 míopes, os cálculos mostraram que os valores centrais foram alterados (figura 10).

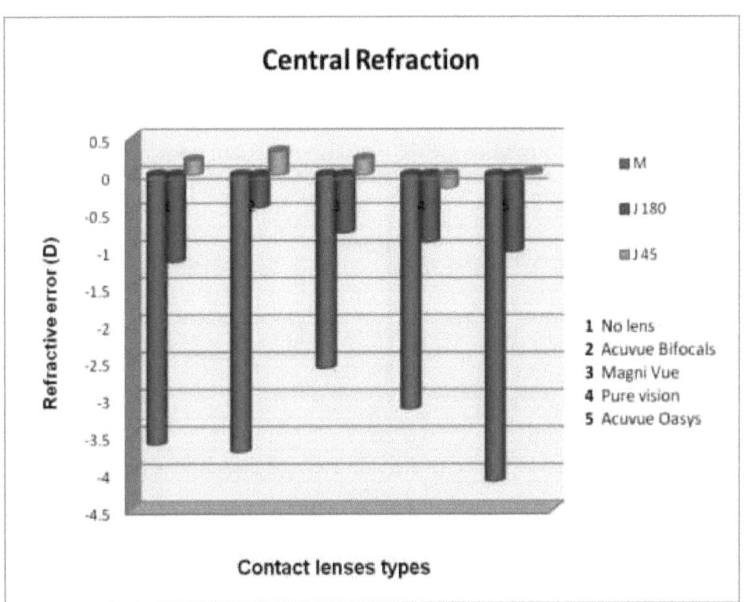

Figura 10: Os valores de refração central (M, J_{45}, J_{180}) para a situação Sem lentes e para cada uma das lentes de contacto utilizadas.

A análise de variância com o equivalente esférico na retina central como variável dependente e o tipo de lente como variável independente não revelou qualquer efeito significativo do tipo de lente no erro refrativo equivalente esférico ($F_{4,49} = 3,4$; P=0,57). No entanto, para a análise do astigmatismo, a análise de variância mostrou um efeito significativo do tipo de lente em J_{180} quando esta era a variável dependente ($F_{4,94} = 3,71$, P=0,11). O teste post-hoc de Tukey para o tipo de lente quando a variável dependente é J_{180} mostrou uma diferença significativa entre os tipos de lentes Acuvue bifocais, Acuvue Oasys e Nenhuma situação de lente (P<0,05). Além disso, a análise de variância com J_{45} como variável dependente mostrou um efeito significativo do tipo de lente em J_{45} ($F_{4,49=3}$,83; P=0,009). A análise post-hoc de Tukey para o tipo de lente mostrou uma diferença significativa apenas entre as lentes de contacto bifocais Acuvue e as lentes de contacto multifocais Purevision (P=0,008).

Erro refrativo periférico

Verificou-se uma pequena alteração no erro refrativo com uma excentricidade até 30 graus temporalmente e nasalmente, tabela 2 e figura 11.

Tabela 2: Erros refractivos médios (n=10) em dioptrias em notação vetorial sem lente (A) e com os quatro tipos de lentes progressivas (B, C, D & E)

A		**Sem lente**	
Excentricidade	**M**	**J180**	**J45**
30	-3.72817	0.009406	-0.05249
20	-3.6775	-0.1821	0.046295
10	-3.833	-0.58709	0.09877
0	-3.61967	-1.16748	0.198898
-10	-3.6615	-0.2077	-0.07696
-20	-2.54033	-0.22593	-0.16647
-30	-3.475	-0.53733	-0.23966

B	**Acuvue Bifocals (Johnson e Johnson)**		
Excentricidade	**M**	**J180**	**J45**
30	-4.49883	0.076132	-0.18898
20	-4.43	-0.1644	0.123085
10	-4.392	-0.24368	0.110027
0	-3.72334	-0.43691	0.318446
-10	-4.576	-0.02566	-0.13689
-20	-2.53067	-0.17226	-0.13794
-30	-3.43916	-0.56356	-0.36164

C	Magni Vue (David Thomus)		
Excentricidade	**M**	**J180**	**J45**
30	-3.27567	0.035235	-0.05246
20	-3.03317	-0.08134	0.134621
10	-3.19167	-0.41643	0.128829
0	-2.59317	-0.77731	0.217883
-10	-3.34033	-0.05394	-0.06491
-20	-1.8695	-0.16691	-0.1775
-30	-2.47917	-0.47808	-0.42405

D	Pure vision multifical (Bausch e Lomb)		
Excentricidade	**M**	**J180**	**J45**
30	-3.9835	0.082163	-0.19978
20	-3.69167	-0.10112	-0.09853
10	-3.8465	-0.4992	-0.11278
0	-3.14167	-0.90104	-0.1789
-10	-3.867	0.162769	-0.2
-20	-2.74983	-0.05964	-0.05145
-30	-2.79417	-0.57272	-0.19825

E	Acuvue Oasys para presbiopia (Johnson and Johnson)		
Excentricidade	**M**	**J180**	**J45**
30	-4.207	0.251398	-0.27272
20	-4.35917	0.000212	-0.0245
10	-4.6455	-0.49426	0.012413
0	-4.114	-1.02837	0.028493
-10	-4.74017	-0.19967	-0.12542
-20	-3.20733	-0.0232	-0.07785
-30	-3.3605	-0.66133	-0.11376

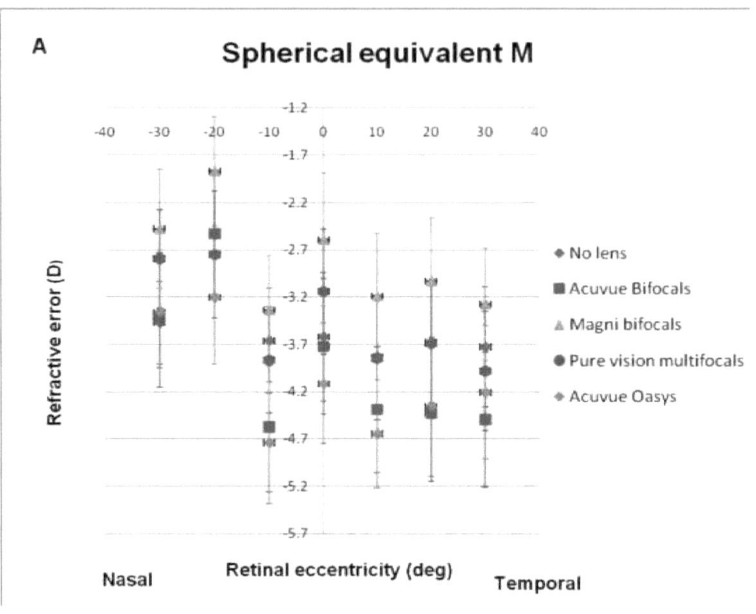
A
Spherical equivalent M
-40
-30
-20
-10
0
10
20
30
40
-1.2
-1.7
-2.2
-2.7
-3.2
-3.7
-4.2
-4.7
-5.2
-5.7
Refractive error (D)
No lens
Acuvue Bifocals
Magni bifocals
Pure vision multifocals
Acuvue Oasys
Nasal
Retinal eccentricity (deg)
Temporal

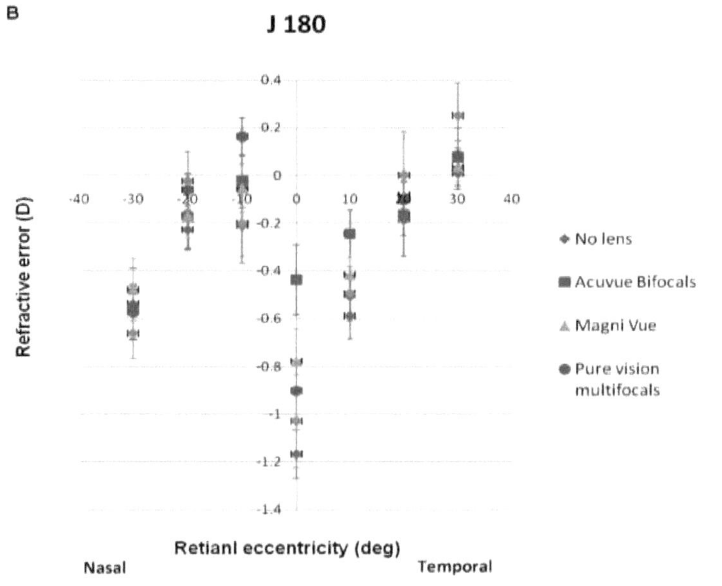
B
J 180
0.4
0.2
0
-0.2
-0.4
-0.6
-0.8
-1
-1.2
-1.4
-40
-30
-20
-10
0
10
20
30
40
Refractive error (D)
No lens
Acuvue Bifocals
Magni Vue
Pure vision multifocals
Retianl eccentricity (deg)
Nasal
Temporal

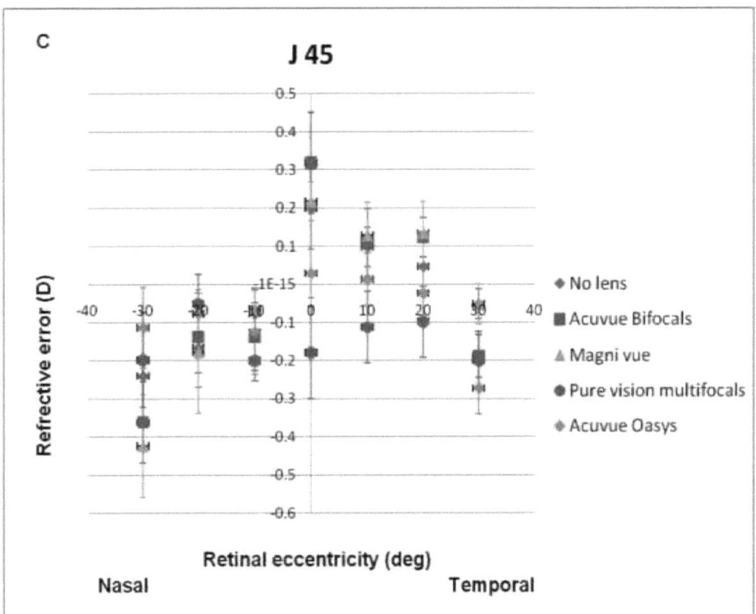

Figura 11: (A) Os valores do equivalente esférico (M), (B) J180, (C) J45 para a refração central e periférica dos 10 olhos míopes sem qualquer lente e com os quatro tipos de lentes progressivas. Cada ponto de dados é a média das medições para os 10 olhos. As linhas verticais são a média dos erros padrão dos 10 olhos em cada excentricidade.

A análise de variância com o equivalente esférico como variável dependente e o tipo de lente e a excentricidade como variáveis independentes revelou um efeito significativo do tipo de lente no erro refrativo equivalente esférico ($F4_{,339}$ = 4,7; P=0,001). Não foram encontradas diferenças significativas entre as diferentes excentricidades ($F6_{,339}$ = 1,8; P=0,11) e não foi encontrada qualquer interação significativa entre a excentricidade e o tipo de lente ($F24_{,339}$=0,11; P=1,0). A análise post-hoc de Tukey para o tipo de lente mostrou uma diferença significativa apenas entre os tipos de lente Magnivue, Acuvue bifocal e Acuvue oasys (P<0,05).

Para J_{180} como variável dependente, a análise de variância encontrou um efeito significativo do tipo de lente no componente refrativo de J_{180} ($F4_{,339}$= 2,46; P=0,046) e uma diferença significativa entre diferentes excentricidades ($F6_{,339}$= 40,27; P =0,000). Não foi encontrada qualquer interação significativa entre a excentricidade e o tipo de lente ($F24_{,339}$= 1,31; P=0,157). A análise post-hoc de Tukey para o tipo de lente mostrou uma diferença significativa apenas entre as lentes bifocais Acuvue e Sem lentes (P=.024), e para a análise da excentricidade o teste post-hoc de Tukey mostrou uma diferença significativa entre a refração central e todas as diferentes excentricidades examinadas (-30,-20,-10,10,20,30), (P<0.05).

Com J_{45} como variável dependente e o tipo de lente e a excentricidade como variáveis independentes, a análise de variância não revelou qualquer efeito significativo do tipo de lente na componente refractiva de J_{45} ($F4_{,339}$= 1,99; P=0,095). Foi encontrada uma diferença significativa entre as diferentes excentricidades ($F6_{,339}$= 11,59; P =0,000) e não foi encontrada qualquer interação significativa entre a excentricidade e o tipo de lente ($F24_{,339}$= 1,45; P=0,084). A análise post-hoc de Tukey para a excentricidade mostrou uma diferença significativa entre a refração central e entre (-30, -20, -10, 30).

Erro refrativo periférico relativo:

Para analisar a refração periférica relativa, ignorando o efeito da alteração da refração central causada pelas lentes de contacto, os valores da refração central foram subtraídos dos valores periféricos. Os dados relativos à refração periférica são apresentados na tabela 3 e na figura 12.

Quadro 3: refração periférica relativa ignorando o efeito da alteração refractiva central para a situação (A) Sem lentes e para as quatro lentes de contacto (B, C, D & E)

A	Sem lente			
	Excentricidade	**M**	**J180**	**J45**
	30	-0.1085	1.176882	-0.25139
	20	-0.05783	0.985379	-0.1526
	10	-0.21333	0.580389	-0.10013
	0	0	0	0
	-10	-0.04183	0.95978	-0.27586
	-20	1.079332	0.941543	-0.36537
	-30	0.144666	0.630147	-0.43856
B		**Acuvue Bifocals (Johnson e Johnson)**		
	Excentricidade	**M**	**J180**	**J45**
	30	-0.7755	0.513038	-0.50743
	20	-0.70666	0.272504	-0.19536
	10	-0.66867	0.193221	-0.20842
	0	0	0	0
	-10	-0.85266	0.41125	-0.45533
	-20	1.192668	0.26465	-0.45638
	-30	0.284171	-0.12665	-0.68009

C	Magni Vue (David Thomus)		
Excentricidade	**M**	J180	J45
30	-0.6825	0.812545	-0.27035
20	-0.44	0.695966	-0.08326
10	-0.5985	0.360876	-0.08905
0	0	0	0
-10	-0.74717	0.723374	-0.28279
-20	0.723666	0.610403	-0.39538
-30	0.114	0.299225	-0.64193

D	Pure vision multifical (Bausch e Lomb)		
Excentricidade	**M**	J180	J45
30	-0.84183	0.983205	-0.02088
20	-0.55	0.799923	0.08037
10	-0.70483	0.401847	0.066113
0	0	0	0
-10	-0.72533	1.063811	-0.0211
-20	0.391836	0.841402	0.127449
-30	0.347503	0.328326	-0.01936

EAcuvue Oasys para presbiopia (Johnson and Johnson)			
Excentricidade	**M**	J180	J45
30	-0.093	1.279763	-0.30122
20	-0.24517	1.028577	-0.05299
10	-0.5315	0.534109	-0.01608
0	0	0	0
-10	-0.62617	0.828693	-0.15391
-20	0.906667	1.005168	-0.10635
-30	0.7535	0.36704	-0.14225

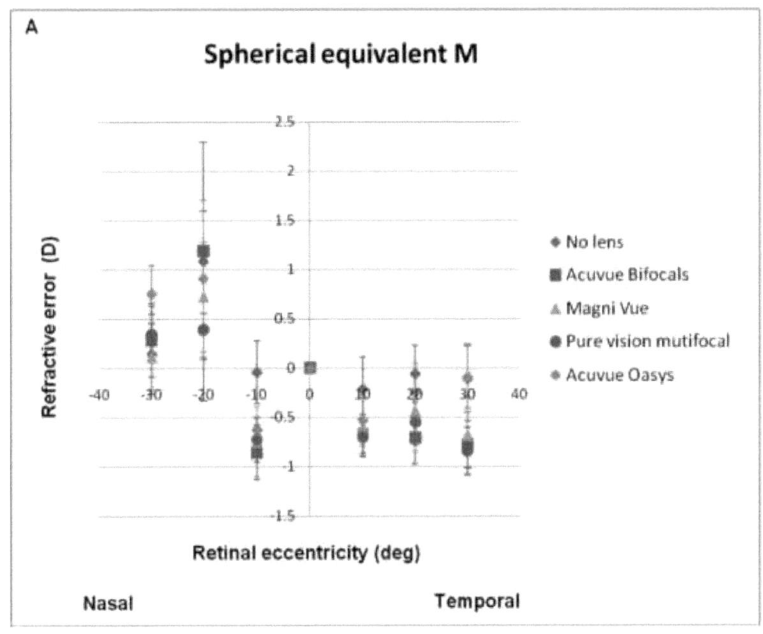
A
Spherical equivalent M
Refractive error (D)
Retinal eccentricity (deg)
Nasal
Temporal
No lens
Acuvue Bifocals
Magni Vue
Pure vision mutifocal
Acuvue Oasys

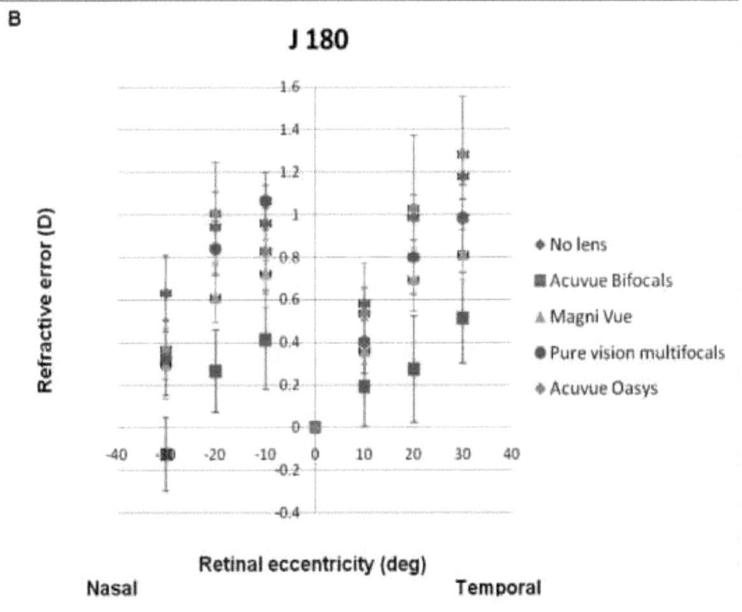
B
J 180
Refractive error (D)
Retinal eccentricity (deg)
Nasal
Temporal
No lens
Acuvue Bifocals
Magni Vue
Pure vision multifocals
Acuvue Oasys

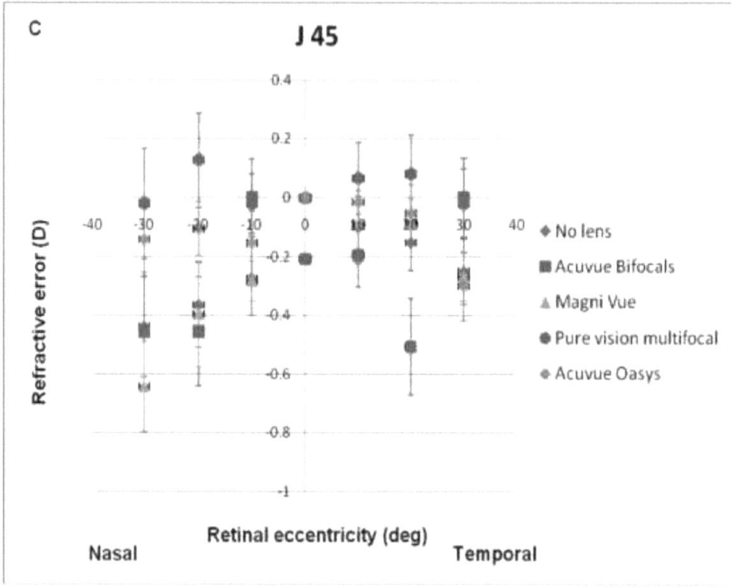

Figura 12: (A) Os valores do equivalente esférico (M), (B) J180, (C) J45 para a refração periférica relativa, ignorando o efeito da alteração refractiva central dos 10 olhos míopes sem qualquer lente e com os quatro tipos de lentes progressivas. Cada ponto de dados é a média das medições para os 10 olhos. As linhas verticais são a média dos erros padrão dos 10 olhos em cada excentricidade.

A análise de variância com o equivalente esférico relativo como variável dependente e o tipo de lente e a excentricidade como variáveis independentes mostrou um efeito significativo do tipo de lente no erro refrativo do equivalente esférico ($F_{4,339} = 4,8$; P=0,001). Foi encontrada uma diferença significativa entre as diferentes excentricidades ($F_{6,339} = 7,41$; P=0,000) e não foi encontrada qualquer interação significativa entre a excentricidade e o tipo de lente ($F_{24,339} =0,804$; P=0,731). A análise post-hoc de Tukey para o tipo de lente mostrou uma diferença significativa entre os tipos de lente Acuvue bifocal e Purevision em relação a Nenhuma lente (P<0,05). Além disso, para a análise da excentricidade, o teste post-hoc de Tukey mostrou uma diferença significativa entre os tipos de lentes Acuvue bifocal e Purevision e Nenhuma lente (P<0,05). diferença entre a refração central e as excentricidades retinianas nasal e temporal de 10 graus ($P<0,05$).

Para a análise do astigmatismo, a análise de variância encontrou um efeito significativo do tipo de lente no componente refrativo J_{180} ($F_{4,339}$= 11,13; P=0,000) e uma diferença significativa entre diferentes excentricidades ($F_{6,339}$= 19,23; P =0,000). Não foi encontrada qualquer interação significativa entre a excentricidade e o tipo de lente ($F_{24,339}$= 0,63; P=0,909). A análise post-hoc de Tukey para o tipo de lente mostrou uma diferença significativa entre as lentes Acuvue bifocais, No lens, Magnivue lens, Purevision lens e Acuvue Oasys lens ($P<0,05$). Para a análise da excentricidade, o teste post-hoc de Tukey mostrou uma diferença significativa entre a refração central com todas as diferentes excentricidades, excluindo os 30 graus na retina temporal ($P<0,05$). Para o outro componente refrativo astigmático, J_{45}, a análise de variância mostrou um efeito significativo do tipo de lente no componente refrativo J_{45} ($F_{4,339}$ = 10,29; P=0,000) e foi também encontrada uma diferença significativa entre diferentes excentricidades ($F_{6,339}$ = 6,528; P =0,000). Não foi encontrada qualquer interação significativa entre a excentricidade e o tipo de lente ($F_{24,339}$= 0,81; P=0,729). A análise post-hoc de Tukey para o tipo de lente mostrou uma diferença significativa entre todas as quatro lentes de contacto progressivas ($P<0,005$) e para a análise da excentricidade o teste post-hoc de Tukey mostrou uma diferença significativa entre a refração central com (-30,-20,-10, 30) excentricidades, ($P<0,05$).

Discussão

Em geral, os resultados de refração da maioria da amostra deste estudo mostraram um relativo desvio hiperópico na periferia em comparação com a refração miópica central. Estes resultados estão de acordo com outras investigações anteriores em seres humanos neste domínio (por exemplo, Hoogerheide et al., 1971; Sideman et al., 2002; Mutti et al., 2007; Charman & Radhakrishnan, 2010).

Neste estudo, todas as lentes de contacto progressivas multifocais e bifocais de centro-distância e centro-perto não mostraram qualquer impacto significativo na alteração da refração central míope. Investigadores anteriores também não encontraram qualquer impacto significativo das lentes progressivas na alteração da miopia central na linha de base, nas suas tentativas de estudar o impacto diferente entre as lentes progressivas e as lentes unifocais na progressão da miopia (por exemplo, Leung & Brown, 1999; Fulk et al., 2000; Gwiazda et al., 2003).

Por outro lado, após a análise dos resultados da refração periférica neste estudo, verificou-se que as lentes de contacto progressivas tiveram algum efeito na alteração dos componentes astigmáticos periféricos (J180 e J45). Esta descoberta pode ser importante, uma vez que se provou que o astigmatismo tinha um efeito no estado da miopia e na sua progressão em crianças em idade pré-escolar (Fan et al., 2004b) e em crianças em idade escolar (Gwiazda et al., 2000), para além do facto de o astigmatismo mostrar que aumenta em quantidade com o tempo (Guzowski et al., 2003). Assim, o controlo do erro astigmático periférico por estas lentes pode, por sua vez, controlar o erro refrativo míope consequentemente.

Esperava-se que as lentes de contacto de centro-distância fossem mais eficientes do que as lentes de contacto de centro-perto neste estudo sobre míopes, porque no caso da miopia, os míopes têm um erro refrativo míope central e um erro refrativo hipermétrope relativo na periferia e, se tivessem astigmatismo, seria um astigmatismo míope composto centralmente e um astigmatismo míope simples na periferia (Millodot, 1981). Os 37

As lentes para longe central têm uma potência relativa negativa no centro e uma potência relativa positiva na periferia, o que pode beneficiar a situação de miopia, ou seja, pode corrigir a miopia central e a hipermetropia periférica relativa. No entanto, as lentes centrais para perto têm o desenho oposto, o que, por sua vez, pode piorar a situação. Assim, não é surpreendente que as lentes progressivas de perto centrais não tenham funcionado.

Apenas as lentes de contacto bifocais Acuvue (distância central) mostraram a maior capacidade entre todas as lentes de contacto progressivas em afetar os componentes astigmáticos centralmente, além de afetar o equivalente de esfera periférico de forma ligeira mas significativa e afetar significativamente os componentes astigmáticos periféricos (J_{180} e J_{45}) na periferia. A outra lente de contacto de distância central, a lente multifocal Magni vue, não mostrou qualquer diferença significativa na alteração da refração periférica, o que pode acontecer devido ao movimento constante da lente. Esta lente tem múltiplas zonas de refração, ao contrário da lente bifocal que tem apenas duas zonas. Assim, pode acontecer que o doente não tenha olhado através da zona desejada para cada objeto examinado.

No início, esperava-se que as lentes de contacto progressivas multifocais e bifocais pudessem corrigir a miopia central e o erro refrativo periférico hipermétrope relativo nos míopes, uma vez que têm zonas de erro refrativo múltiplo e porque têm uma potência aditiva (+2,00 neste estudo) que pode, por sua vez, corrigir o erro acomodativo, uma vez que muitos dos casos de miopia resultam do trabalho ao perto e de um aumento do atraso de acomodação (Gwiazda et al., 1993). No entanto, as lentes bifocais não corrigem todas as exigências acomodativas a diferentes distâncias como fazem as multifocais e tanto as lentes bifocais como as multifocais em geral são mais difíceis de adaptar do que as lentes monofocais (Saw et al., 2002; Leung e Brown, 1999)

Algumas questões e lacunas no estudo contribuíram para que não se obtivesse o que se esperava encontrar. Em primeiro lugar, neste estudo, não foram utilizados agentes midriáticos ou cicloplégicos, pelo que a acomodação pode desempenhar um papel importante nas leituras no sentido de uma maior miopia. Além disso, o facto de as pupilas não serem suficientemente grandes para cobrir toda a zona ótica da lente devido à acomodação e à não utilização de agentes cicloplégicos, mas, por outro lado, as pupilas grandes resultam em mais aberrações e na deterioração do desempenho da tarefa visual (Liang e Williams, 1997).

Além disso, a medição da refração periférica apenas até 30° pode não beneficiar de todas as zonas refractivas periféricas das lentes de contacto, ou seja, os erros refractivos periféricos da retina foram medidos através da zona central das lentes de contacto e não da sua periferia. Para além do problema do movimento da lente durante a realização das medições a diferentes excentricidades, que pode afetar as medições centrais e periféricas porque o sujeito pode não olhar através da zona refractiva desejada da lente, isto pode acontecer porque a lente pode permanecer no centro ou pode não se mover tanto quanto desejado com o olho enquanto se olha para os diferentes sujeitos a diferentes excentricidades.

Adicionalmente, a flexão da lente é um dos problemas que acompanham o uso de lentes de contacto em geral e de lentes de contacto gelatinosas em particular, uma vez que as lentes de contacto gelatinosas se dobram para se adaptarem à curvatura da córnea, alterando assim a sua própria potência e afectando as leituras da potência astigmática. A espessura das lentes de contacto pode interromper e alterar a flexão da lente e assim a neutralização da potência astigmática, este problema torna-se maior com lentes de contacto uniformes e espessas (Harris et al., 1982; Weissman, 1986; Kurna et al., 2010).

Este estudo piloto revelou o facto de as lentes de contacto multifocais e bifocais comuns não alterarem significativamente a refração míope a nível central, mas algumas delas tiveram um ligeiro efeito na alteração dos componentes vectoriais (M, J_{180} e J_{45}) na periferia. O trabalho futuro será mais complicado, mas exige a utilização de lentes de contacto multifocais personalizadas para cada doente, para verificar o seu efeito na correção da miopia a nível central e periférico. Estas lentes personalizadas têm de ser fabricadas com base no tamanho da pupila durante o dia e a noite, para fazer a zona central e ótica com precisão, a aberração corrigida especialmente para pessoas com pupilas grandes, a curvatura corneana adequada, o diâmetro maior com a refração periférica adequada em pequenos passos, que devem ser medidos para mais excentricidades, pode ser até 60° em ambos os lados horizontais, como exemplo, a refração periférica vertical também pode ser útil e tentar utilizar lentes de contacto de espessura não uniforme para evitar o efeito de flexão da lente. Além disso, as lentes de contacto tóricas podem ser úteis para corrigir o astigmatismo da córnea, uma vez que demonstraram controlar o desenvolvimento da miopia até certo ponto (Gwiazda et al., 2000; Fan et al., 2004b) e para melhorar o desempenho da lente.

Outra sugestão é monitorizar os doentes durante anos para verificar se os erros de refração periféricos hipermétropes corrigidos com estas lentes de contacto feitas à medida podem controlar e retardar a progressão míope, uma vez que muitos investigadores fizeram estudos sobre o efeito das lentes de contacto bifocais e multifocais no retardamento da miopia, alguns deles concluíram que não há efeito (30-33) e outros concluíram que diminuem a progressão míope (Leung e Brown, 1999; Fulk et al, 2000; Gwiazda et al., 2000), mas não tiveram em conta os erros de refração periféricos.

Conclusões

As lentes de contacto progressivas multifocais e bifocais não mostraram qualquer impacto significativo na alteração da refração central míope. Apenas uma das lentes de contacto para distância central, apenas uma das lentes de contacto para perto central, a Acuvue bifocal, mostrou a maior capacidade entre todas as lentes de contacto usadas em afetar o equivalente de esfera periférica de forma ligeira mas significativa, bem como em afetar significativamente o componente de astigmatismo (J_{180} e J_{45}) na periferia. O efeito das lentes de contacto progressivas feitas por medida na correção da refração periférica e central em míopes necessita de um estudo mais aprofundado.

Referências

ANDREO, L. K. (1990) Long-term effects of hydrophilic contact lenses on myopia. *Annals of ophthalmology,* 22, 224-229.

ATCHISON, D. A., PRITCHARD, N., SCHMID, K. L., SCOTT, D. H., JONES, C. E. & POPE, J. M. (2005) Shape of the retinal surface in emmetropia and myopia. *Investigative ophthalmology & visual science,* 46, 2698.

BARNETT, W. A. & RENGSTORFF, R. H. (1977) Adaptation to hydrogel contact lenses: variations in myopia and corneal curvature measurements. *Journal of the American Optometric Association,* 48, 363.

BITZER, M. & SCHAEFFEL, F. (2002) Defocus-induced changes in ZENK expression in the chicken retina. *Investigative ophthalmology & visual science,* 43, 246.

CHARMAN, W. N. & RADHAKRISHNAN, H. (2010) Peripheral refraction and the development of refractive error: a review. *Ophthalmic and Physiological Optics,* 30, 321-338.

CHAT, S. W. S. & EDWARDS, M. H. (2001) Avaliação clínica do autorefrator Shin-Nippon SRW-5000 em crianças. *Ophthalmic and Physiological Optics,* 21, 87-100.

DAVIES, L. N., MALLEN, E. A. H. & WOLFFSOHN, J. S. (2003) Avaliação clínica do autorefractor Shin-Nippon NVision-K 5001/Grand Seiko WR-5100K. *Optometry & Vision Science,* 80, 320.

DIETHER, S. & SCHAEFFEL, F. (1997) Alterações locais no crescimento do olho induzidas por um erro refrativo local imposto apesar da acomodação ativa. *Vision research,* 37, 659-668.

DUMBLETON, K. A., CHALMERS, R. L., RICHTER, D. B. & FONN, D. (1999) Changes in myopic refractive error with nine months' extended wear of hydrogel lenses with high and low oxygen permeability. *Optometry & Vision Science,* 76, 845.

DUNNE, M. C. M., BARNES, D. A. & CLEMENT, R. A. (1987) A model for retinal shape changes in ametropia. *Ophthalmic and Physiological Optics,* 7, 159-160.

FAN, D. S. P., LAM, D. S. C., LAM, R. F., LAU, J. T. F., CHONG, K. S., CHEUNG, E. Y. Y., LAI, R. Y. K. & CHEW, S. J. (2004a) Prevalência, incidência e progressão da miopia em crianças em idade escolar em Hong Kong. *Investigative ophthalmology & visual science,* 45, 1071.

FAN, D. S. P., RAO, S. K., CHEUNG, E. Y. Y., ISLAM, M., CHEW, S. & LAM, D. S. C. (2004b) Astigmatism in Chinese preschool children: prevalence, change, and effect on refractive development. *British Journal of Ophthalmology,* 88, 938.

FLEDELIUS, H. C. (1988) Myopia prevalence in Scandinavia: A survey, with emphasis on factors of relevance for epidemiological refraction studies in general. *Ata Ophthalmologica,* 66, 44-50.

FULK, G. W., CYERT, L. A. & PARKER, D. E. (2000) A randomized trial of the effect of single-vision vs. bifocal lenses on myopia progression in children with esophoria. *Optometry & Vision Science,* 77, 395.

GROSVENOR, T., PERRIGIN, J., PERRIGIN, D. & QUINTERO, S. A. M. (1989) Utilização de lentes de contacto de silicone-acrilato para o controlo da miopia: resultados após dois anos de utilização das lentes. *Optometria e Ciência da Visão,* 66, 41.

GUZOWSKI, M., WANG, J. J., ROCHTCHINA, E., ROSE, K. A. & MITCHELL, P. (2003) Five-year refractive changes in an older population* 1:: the Blue Mountains Eye Study. *Ophthalmology,* 110, 1364-1370.

GWIAZDA, J., GRICE, K., HELD, R., MCLELLAN, J. & THORN, F. (2000) Astigmatism and the development of myopia in children. *Vision research,* 40, 1019-1026.

GWIAZDA, J., HYMAN, L., HUSSEIN, M., EVERETT, D., NORTON, T. T., KURTZ, D., LESKE, M. C., MANNY, R., MARSH-TOOTLE, W. & SCHEIMAN, M. (2003) Um ensaio clínico aleatório de lentes de adição progressiva versus lentes monofocais na progressão da miopia em crianças. *Investigative ophthalmology & visual science,* 44, 1492.

GWIAZDA, J., THORN, F., BAUER, J. & HELD, R. (1993) Myopic children show insufficient accommodative response to blur. *Investigative ophthalmology & visual science,* 34, 690.

HARRIS, M. G., KADOYA, J., NOMURA, J. & WONG, V. (1982) Flexure and residual astigmatism with Polycon and polymethyl methacrylate lenses on toric corneas. *American journal of optometry and physiological optics,* 59, 263.

HARRIS, M. G., SARVER, M. D. & POLSE, K. A. (1975) Corneal curvature and refractive error changes associated with wearing hydrogel contact lenses. *American journal of optometry and physiological optics,* 52, 313.

HE, M., ZENG, J., LIU, Y., XU, J., POKHAREL, G. P. & ELLWEIN, L. B. (2004) Refractive error and visual impairment in urban children in southern China. *Investigative ophthalmology & visual science,* 45, 793.

HE, M., ZHENG, Y. & XIANG, F. (2009) Prevalência de miopia em crianças urbanas e rurais na China continental. *Optometry & Vision Science,* 86, 40.

HOOGERHEIDE, J., REMPT ,F. AND HOOGENBOOM, W.P (1971) Acquired myopia in young pilots. *Ophthalmologica*, 209-215.

HORNER, D. G., SONI, P. S., SALMON, T. O. & SWARTZ, T. S. (1999) Myopia progression in adolescent users of soft contact lenses and spectacles. *Optometry & Vision Science,* 76, 474.

HUANG, J., HUNG, L. F., RAMAMIRTHAM, R., BLASDEL, T. L., HUMBIRD, T. L. & SMITH, E. L. (2009) Effects of form deprivation on peripheral refractions and ocular shape in infant rhesus monkeys (Macaca mulatta). *Invest. Ophthalmol. Vis. Sci.,* 50, 4033-4044.

HUNG, L. F., RAMAMIRTHAM, R., HUANG, J., QIAO-GRIDER, Y. & SMITH III, E. L. (2008) Peripheral refraction in normal infant rhesus monkeys. *Investigative ophthalmology & visual science,* 49, 3747.

JONES, L. A., MITCHELL, G. L., MUTTI, D. O., HAYES, J. R., MOESCHBERGER, M. L. & ZADNIK, K. (2005) Comparação das curvas de crescimento dos componentes oculares entre grupos de erros refractivos em crianças. *Investigative ophthalmology & visual science,* 46, 2317.

KELLY, T. S., CHATFIELD, C. & TUSTIN, G. (1975) Clinical assessment of the arrest of myopia. *British Medical Journal,* 59, 529.

KHOO, C. Y., CHONG, J. & RAJAH, U. (1999) A 3-year study on the effect of RGP contact lenses on myopic children. *Jornal médico de Singapura,* 40, 230-237.

KIELY, P. M., CREWTHER, S. G., NATHAN, J., BRENNAN, N. A., EFRON, N. & MADIGAN, M. (1987) A comparison of ocular development of the cynomolgus monkey and man. *Clin Vis Sci,* 1, 269-80.

KURNA, S. A., ENGÖR, T., ÜN, M. & AKI, S. (2010) Taxas de sucesso na correção do astigmatismo com lentes de contacto gelatinosas tóricas e esféricas. *Clinical Ophthalmology,* 4, 959-966.

LEUNG, J. & BROWN, B. (1999) A progressão da miopia em crianças chinesas em idade escolar de Hong Kong é retardada pelo uso de lentes progressivas. *Optometry & Vision Science,* 76, 346.

LIANG, J. & WILLIAMS, D. R. (1997) Aberrações e qualidade da imagem retiniana do olho humano normal. *Journal of the Optical Society of America A,* 14, 28732883.

LIN, L. L. K., SHIH, Y. F., TSAI, C. B., CHEN, C. J., LEE, L. A., HUNG, P. T. & HOU, P. K. (1999) Epidemiologic study of ocular refraction among schoolchildren in Taiwan in 1995. *Optometry & Vision Science,* 76, 275.

LOGAN, N. S., GILMARTIN, B., WILDSOET, C. F. & DUNNE, M. (2004) Posterior retinal contour in adult human anisomyopia. *Investigative ophthalmology & visual science,* 45, 2152.

MCGLONE, V. & FARKAS, B. (1991) Spherical refractive changes (myopia creep) secondary to hydrogel lens wear in the adult population. *Optom Vis Sci,* 68.

MILLODOT, M. (1981) Effect of ametropia on peripheral refraction. *Revista americana de optometria e ótica fisiológica,* 58, 691.

MUTTI, D. O., HAYES, J. R., MITCHELL, G. L., JONES, L. A., MOESCHBERGER, M. L., COTTER, S. A., KLEINSTEIN, R. N., MANNY, R. E., TWELKER, J. D. & ZADNIK, K. (2007) Erro refrativo, comprimento axial e erro refrativo periférico relativo antes e depois do início da miopia. *Investigative ophthalmology & visual science,* 48, 2510.

MUTTI, D. O., MITCHELL, G. L., MOESCHBERGER, M. L., JONES, L. A. & ZADNIK, K. (2002) Parental myopia, near work, school achievement, and children's refractive error. *Investigative ophthalmology & visual science,* 43, 3633.

MUTTI, D. O., SHOLTZ, R. I., FRIEDMAN, N. E. & ZADNIK, K. (2000) Peripheral refraction and ocular shape in children. *Investigative ophthalmology & visual science,* 41, 1022.

NIZAM, A., WARING 3RD, G. O., LYNN, M. J., WARD, M. A., ASBELL, P. A., BALYEAT, H. D., COHEN, E., CULBERTSON, W., DOUGHMAN, D. J. & FECKO, P. (1992) Estabilidade da refração e da acuidade visual durante 5 anos em olhos com miopia simples. O Grupo de Estudo PERK. *Refractive & corneal surgery,* 8, 439.

NIZAM, A., WARING III, G. O. & LYNN, M. J. (1996) O Grupo de Estudo PERK. Estabilidade da refração durante 11 anos em olhos com miopia simples. *Invest Ophthalmol Vis Sci,* 37, S1004.

PERRIGIN, J., PERRIGIN, D., QUINTERO, S. A. M. & GROSVENOR, T. (1990) Silicone-acrylate contact lenses for myopia control: 3-year results. *Optometry & Vision Science,* 67, 764.

REMPT, F., HOOGERHEIDE, J. & HOOGENBOOM, W. P. (1971) Peripheral retinoscopy and the skiagram. *Ophthalmologica. Jornal internacional de oftalmologia. Revista internacional de oftalmologia. Zeitschrift f ¼r Augenheilkunde,* 162, 1.

RENGSTORFF, R. H. & NILSSON, K. T. (1985) Long-term effects of extended wear lenses: changes in refraction, corneal curvature, and visual acuity. *American journal of optometry and physiological optics,* 62, 66.

SAW, S. M. (2003) Uma sinopse das taxas de prevalência e dos factores de risco ambientais para a miopia. *Optometria Clínica e Experimental,* 86, 289-294.

SAW, S. M., GAZZARD, G., AU EONG, K. G. & TAN, D. T. H. (2002) Myopia: attempts to arrest progression. *British Journal of Ophthalmology,* 86, 1306.

SCHIPPERT, R. & SCHAEFFEL, F. (2006) Peripheral defocus does not necessarily affect central refractive development. *Vision research,* 46, 3935-3940.

SCHMID, G. F. (2003) Variabilidade da inclinação da retina no pólo posterior em crianças dos 7 aos 15 anos de idade. *Current eye research, 27,* 61-68.

SEIDEMANN, A., SCHAEFFEL, F., GUIRAO, A., LOPEZ-GIL, N. & ARTAL, P. (2002) Erros refractivos periféricos em jovens míopes, emetrópicos e hipermétropes. *JOURNAL-OPTICAL SOCIETY OF AMERICA A,* 19, 23632373.

SMITH III, E. L. (1998) *Environmentally induced refractive errors in animals,* Oxford,

Butterworth-Heinemann.

SMITH III, E. L., HUNG, L. F. & HUANG, J. (2009) A desfocagem hiperópica periférica relativa altera o desenvolvimento refrativo central em macacos bebés. *Vision research,* 49, 2386-2392.

SMITH III, E. L., KEE, C., RAMAMIRTHAM, R., QIAO-GRIDER, Y. & HUNG, L. F. (2005) Peripheral vision can influence eye growth and refractive development in infant monkeys. *Investigative ophthalmology & visual science,* 46, 3965.

SPERDUTO, R. D., SEIGEL, D., ROBERTS, J. & ROWLAND, M. (1983) Prevalence of myopia in the United States. *Archives of ophthalmology,* 101, 405.

STONE, J. (1976) The possible influence of contact lenses on myopia (A possível influência das lentes de contacto na miopia). *Jornal Britânico de Ótica Fisiológica,* 31, 89.

STONE, R. A. & FLITCROFT, D. I. (2004) Ocular shape and myopia. *ANNALS-ACADEMY OF MEDICINE SINGAPORE,* 33, 7-15.

TABERNERO, J., VAZQUEZ, D., SEIDEMANN, A., UTTENWEILER, D. & SCHAEFFEL, F. (2009) Effects of myopic spectacle correction and radial refractive gradient spectacles on peripheral refraction. *Vision research,* 49, 2176-2186.

THIBOS, L. N., WHEELER, W. & HORNER, D. (1997) Vectores de potência: uma aplicação da análise de Fourier à descrição e análise estatística do erro refrativo. *Optometria e Ciência da Visão,* 74, 367.

WALLINE, J. J., MUTTI, D. O., JONES, L. A., RAH, M. J., NICHOLS, K. K. & WATSON, R. (2001) The contact lens and myopia progression (CLAMP) study: design and baseline data. *Optometry & Vision Science,* 78, 223.

WALLMAN, J., GOTTLIEB, M. D., RAJARAM, V. & FUGATE-WENTZEK, L. A. (1987) Local retinal regions control local eye growth and myopia. *Science,* 237, 73.

WALLMAN, J. & WINAWER, J. (2004) Homeostasia do crescimento do olho e a questão da miopia. *Neurónio,* 43, 447-468.

WEISSMAN, B. A. (1986) Theoretical optics of toric hydrogel contact lenses. *Revista americana de optometria e ótica fisiológica,* 63, 536-538.

WENSOR, M., MCCARTY, C. A. & TAYLOR, H. R. (1999) Prevalence and risk factors of myopia in Victoria, Australia. *Archives of ophthalmology,* 117, 658.

WEYMOUTH, F. W. & HIRSCH, M. J. (1991) Theories, definitions and classifications of refractive errors. *Refractive anomalies: research and clinical applications. Stoneham, MA: Butterworth-Heinemann.*

Agradecimentos

Em primeiro lugar e acima de tudo, gostaria de agradecer à Dra. Hema Radhakrishnan, que supervisionou este estudo, pela sua orientação útil ao longo de todo o projeto, pela sua paciência, encorajamento e sugestões úteis.

Gostaria de agradecer a todos os participantes que me deram generosamente o seu tempo e foram muito pacientes.

Gostaria de agradecer à minha família pelo seu apoio e encorajamento.

Por último, mas não menos importante, um agradecimento especial a todos os meus amigos pelo seu apoio e cooperação durante todo o tempo de trabalho.

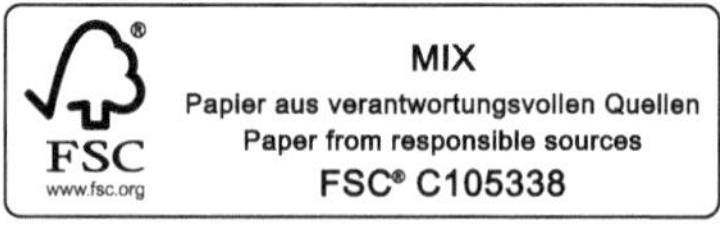

Printed by Books on Demand GmbH, Norderstedt / Germany